MOYEN
DE DÉSINFECTER
LES
EAUX D'UN PUITS,
A LEUR SOURCE MÊME,
ET NOUVEAU MODE
De Fontaines dépurantes.

PAR O. B. DUHAMEL,

Pharmacien à Lille, Membre de la Société des Sciences, de l'Agriculture et des Arts de cette ville.

Dum utile satis.

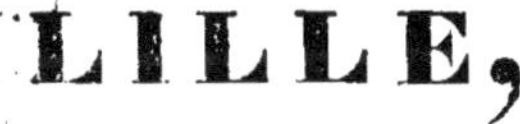

LILLE,
Imprimerie de BLOCQUEL, Grand'Place, N.° 9.
1826.

DÉSINFECTION

Des eaux d'un puits, opérée à leur source même; et proposition d'un nouveau mode de fontaines dépurantes.

Au mois d'octobre 1823, je fus consulté par M. L. Luiset, secrétaire de la mairie de Tourcoing, au sujet des eaux d'un puits situé dans ladite ville, et qui devaient servir aux usages de la maison des orphelins, ainsi qu'à ceux du collège.

Ces eaux étaient troubles, d'une odeur marécageuse repoussante, et laissaient un dépot jaunâtre abondant.

Les dépenses que l'on avait déjà faites pour conserver ce puits, dans un endroit où les sources sont rares, n'en avaient aucunement amélioré les eaux, et la sollicitude des administrateurs leur faisait craindre qu'elles ne fussent nuisibles.

Après m'être offert de les examiner scrupuleusement, je conseillai, en attendant, d'employer les moyens en usage en pareil cas; le forage, dans l'espoir d'obtenir une source plus favorable, et, dans le cas où ce moyen ne réussirait pas, de se servir de filtres au charbon.

L'on n'était point du tout disposé à recourir au premier moyen, attendu qu'un particulier de la même ville, ayant éprouvé un pareil désagrément, avait déjà tenté ce moyen sans obtenir de meilleure eau, quoique le forage eut été poussé à plus de 250 pieds de profondeur ; que même le produit du puits avait diminué d'une manière remarquable.

On croyait aussi voir des inconvéniens dans l'emploi des filtres, vu la grande consommation d'eau de ces deux établissemens. L'avantage pouvait n'en être point bien senti dans un pays où l'usage des filtres est presque nul, tandis qu'ils y conviendraient plus qu'ailleurs.

Quelques jours après cette conférence, M. Luiset me fit passer deux flacons d'eau de ce puits. Mes premières opérations, par les réactifs, ne m'ayant offert aucun indice de sulfates, contre l'ordinaire de la presque généralité des eaux du pays, tandis qu'elles me montraient celle d'hydrochlorates, (muriates) ; je désirai, pour un travail qui pouvait intéresser une ville importante, m'associer un de mes collègues, désir auquel a bien voulu condescendre M. Massart, pharmacien distingué de Lille, et membre du Jury-Médical.

Sans entrer dans les détails de l'analyse que nous fimes, je dirai que cette eau contenait de l'hydrochlorate de chaux, une faible portion d'hydrochlorate de magnésie, de l'alumine ferrugineuse et des débris de végétaux. Nous n'y rencontrâmes du reste rien qui put être considéré comme essentiellement nuisible, à son odeur marécageuse et un peu saumâtre près, ce qui était suffisant pour qu'il ne fut guère possible de l'employer telle qu'elle était.

J'imaginai un moyen que je crus propre à lui ôter ses mauvaises qualités, dans le puits même qui la fournissait, et mon estimable collégue pensant que ce moyen pouvait réussir, nous en fimes, à la suite de notre rapport, la proposition à peu-près dans les termes suivants :

» Il faudrait, après avoir mis à sec et nettoyé
» soigneusement le puits, en bien réparer tou-
» tes les fissures et en faire ressortir le pourtour,
» s'il ne l'est déjà, de quelques pieds au dessus
» du sol ; ces opérations préliminaires étant
» faites, on établirait au fond du puits un *filtre*
» *renversé*.

» Pour l'établir, on creuserait à la pioche
» deux pieds et demi plus bas que le fond

» actuel, en pompant constamment l'eau au fur » et à mesure qu'elle sourcerait, faisant même » un creux un peu plus bas, afin que l'opération » de l'épuisement de l'eau put se faire complétement au moyen d'une allonge adapté momentanément au tuyau existant. »

« L'on aurait soin alors et durant cette opération, de bien boucher toutes les fissures latérales qu'on aurait découvertes ; ensuite on » établirait sur le fond un lit d'un bon demi-pied de charbon de bois sur lequel on poserait » des débris de pierre meulière dont on remplirait les intervalles avec du sable ou mieux » du grès réduit en poudre plus ou moins grossière, de façon à atteindre le niveau du fond » actuel : en ayant soin de retirer ensuite l'allonge adaptée au tuyau de la pompe et de » remplir, avec les mêmes matériaux tassés, » le vide qu'elle laisserait. »

Nous ajoutions que si ce moyen réussissait, ainsi que nous avions lieu de l'augurer, et que l'eau néanmoins redevenait mauvaise au bout d'un certain temps, on en serait quitte pour enlever ces diverses couches qui constituent le *filtre renversé* et en établir un semblable avec de nouveaux matériaux.

Je ne tardai point à savoir que l'on s'était

empressé de faire le travail proposé, mais que les ouvriers, soit inadvertance, soit mauvaise volonté, (ce qui trop souvent a lieu dans des travaux insolites) n'avaient point suivi les indications précises qu'on leur avait données; de sorte que M. Luiset, s'en étant aperçu, avait du le faire recommencer en sa présence et ne l'avait point quitté qu'il n'eut été terminé. L'opération, me disait-on, avait réussi à souhait, puisque l'eau était bonne.

Ne voulant point m'en tenir à des dires que tout cependant confirmait, j'écrivis à M. Luiset pour être informé du résultat précis. Bien que sa réponse se fit attendre, il m'informa du moins que l'on était satisfait, mais qu'il aimait d'attendre encore avant de m'écrire.

Ce n'est que le 7 janvier 1824, qu'il m'écrivit, et dans sa lettre il dit : « Quant au travail que » vous avez conseillé pour rendre salubres les » eaux du puits des orphelins, l'on n'a pu être » assuré bien positivement de sa réussite que » depuis peu, car les ouvriers batissaient aux » environs de ce puits, et ayant continuellement » besoin des eaux, elles étaient presque tou- » jours troubles, quoique bonnes cependant.

» On m'avait dit aussi que ces eaux seraient » de bonne qualité tant que le puits resterait

» découvert, mais qu'aussitôt après qu'on l'au-
» rait couvert, les eaux deviendraient malsaines
» comme auparavant.

» Je me trouve actuellement en position de
» pouvoir vous satisfaire sur les deux objets. Le
» puits des orphelins est couvert depuis quel-
» ques jours, et les eaux bien loin de deve-
» nir mauvaises, sont au contraire meilleures
» qu'elles ne l'ont jamais été : elles sont aussi
» très-claires. »

Tel est textuellement ce que m'écrit M. le Secrétaire de la mairie de Tourcoing.

Ainsi le problême de la désinfection des eaux, dans les puits mêmes qui les fournissent se trouve heureusement résolu par un travail qui laisse sans contredit beaucoup à désirer pour l'exécution, et susceptible en conséquence de nombreuses et importantes améliorations. Je n'en indiquerai qu'une seule.

On voit que dans l'opération pratiquée, le charbon se trouve placé immédiatement et sans support, sur le fond du puits ; sa couche inférieure est donc nécessairement en contact avec la vase qu'amènent constamment les eaux, ce qui doit le vicier ; d'ailleurs cette vase, arrivant sans cesse et ne trouvant point d'issue, pourra peut-être à la longue se tasser au point de diminuer l'arrivée des eaux : Une caisse vide, criblée de trous de toute part, construite en bois de chêne (qui a la propriété de se conserver sous l'eau), pourrait, en servant de support au filtre, parer pour long-temps à ce double inconvénient et rendre ainsi le filtre plus durable.

FONTAINES

A FILTRE RENVERSÉ OU ASCENDANT.

En proposant le moyen de désinfection pour le puits de Tourcoing, mes réflexions se portèrent sur l'application du filtre renversé ou ascendant aux fontaines domestiques destinées à la clarification et la purification des eaux. Je crus y découvrir d'importans avantages, je m'en occupai dès-lors et c'est là l'objet de la seconde partie de mon mémoire.

Avant de parler de la construction de ces fontaines à filtre renversé ou ascendant, je dois indiquer ces avantages, en signalant d'abord les défauts inséparables des fontaines *dépuratoires*, en usage jusqu'à présent.

1.° Dans les fontaines actuelles on ne peut recueillir à la fois d'eau dépurée que moins de la moitié de la capacité totale de la fontaine ; puisque, indépendamment du diaphragme et de l'appareil à filtrer, qui en occupent le centre, la partie supérieure doit nécessairement être plus grande que la cavité inférieure, à moins que l'on ne voulut s'assujétir à remplir à plusieurs reprises cette partie supérieure.

2.° Le tuyau d'*aérage* (1) y est nécessaire, non-seulement pour déplacer l'air de la cavité inférieure dans laquelle l'eau dépurée doit se rendre, mais encore pour permettre à l'air d'y rentrer et de former pression sur cette eau lorsqu'on veut en extraire pour l'usage.

Ainsi ce tuyau, qui doit toujours demeurer ouvert, est exposé à s'obstruer par l'introduction de corps étrangers, et dès lors le jeu de la fontaine se trouve arrêté.

3.° L'eau étant porté sur l'appareil dépuratoire, y dépose les impuretés de toute nature dont elle est chargée : nous n'ignorons pas cependant que cet appareil soit muni d'une éponge et d'un diaphragme qui retiennent ces impure-

(1) Ce mot que je ne trouve consigné dans aucun dictionnaire, même de Néologie, me parait suffisamment expliqué par le reste de la phrase ; il est d'ailleurs consacré dans les houillières de quelques cantons pour indiquer les cheminées qui font circuler l'air dans les fosses.

tés ; mais cet éponge et le diaphragme doivent être fréquemment nettoyés pour en enlever la vase ; il serait bien difficile qu'il n'en passât point quelquefois soit par le dérangement de l'éponge ou encore au moment de l'enlèvement pour la nettoyer, soit par le décolement du diaphragme. Point de doute que cela n'arrive quelquefois, puisqu'on recommande, dans ce cas, de filtrer à rebours ; ce qui doit également se faire lorsque les matériaux se trouvent trop tassés. L'on sentira qu'un pareil travail sera lourd, pour les fontaines de grandes dimensions ; d'autant plus qu'il ne doit se faire que lorsque la cavité inférieure contient plus ou moins d'eau filtrée, afin de ne point salir l'appareil en sens inverse.

Avec le mode que je propose, l'eau que l'on veut purifier devant nécessairement provenir d'un réservoir particulier, supérieur à la fontaine, et être d'abord introduite dans la cavité inférieure de celle-ci ; cette cavité, incessamment alimentée par le réservoir, pourrait être fort restreinte ; ainsi, à grandeur égale, les fontaines construites d'après ce nouveau système, fourniraient à la fois plus du double d'eau dépurée que celles que l'on emploie jusqu'ici.

Le tuyau d'aérage n'aurait besoin d'être ouvert que le temps nécessaire pour emplir d'eau la petite cavité inférieure, ainsi que le tuyau lui même jusqu'au robinet dont il serait garni.

L'eau déposerait sa vase dans cette cavité inférieure et conséquemment salirait d'autant moins le filtre qui devrait, toutes choses égales, durer incomparablement plus long-temps.

Le réservoir serait déjà lui-même un bon appareil de décantation, et la forme que je proposerais de lui donner contribuerait encore beaucoup à lui faire complètement remplir cet objet.

Ce réservoir, que je voudrais que l'on fit très-vaste, devrait être inférieurement de la forme à peu-près d'un cône ou celle d'une pyramide renversée, et le conduit par lequel l'eau parviendrait dans la fontaine, devrait prendre naissance au-dessus de la base de ce cône et offrir en cet endroit une légère courbe montante garnie à sa partie la plus élevée d'un robinet : par ce moyen le dépôt ne pourrait jamais avoir lieu dans le conduit lui-même.

Un clapet, assujetti par un coin à l'extrémité inférieure de cette partie conique, servirait à débarrasser de temps en temps le réservoir du magma qui s'y serait accumulé. Je préférerais pour cet endroit un simple clapet à un robinet, parce que les gravois, la silice et tous les corps durs que pourrait contenir le dépôt, détérioreraient bientôt cette dernière fermeture.

Une virole garnie d'un robinet s'adapterait au fond de la cavité inférieure de la fontaine et servirait à débarrasser cette partie des légères impuretés qui pourraient s'y accumuler.

Pour faire cette opération l'on devrait, l'eau du récipient étant inférieure au tuyau d'aérage, fermer d'abord le robinet qui apporte l'eau du réservoir, ouvrir celui de la cavité inférieure de la fontaine et enfin le robinet du tuyau d'aérage. Si l'on attendait pour faire ce nettoiement que le réservoir fut lui-même vidé, il suffirait alors d'en tenir ouvert le robinet du conduit de communication et d'ouvrir celui de la virole.

Afin de nettoyer d'autant mieux cet espace, on refermerait la virole et on laisserait filtrer naturellement, c'est-à-dire de haut en bas, l'eau déjà dépurée; en ayant soin d'ouvrir le robinet du tuyau d'aérage, si celui du conduit du réservoir était dans le cas de demeurer fermé. La filtration de cette eau déjà pure débarrasserait le filtre lui-même de la vase qu'il contiendrait, si toutefois il en pouvait contenir: l'on viderait une seconde fois la cavité inférieure de la fontaine quand cette eau l'aurait remplie. Il devient presque superflu de dire qu'il faut ménager une issue à l'eau dans ces circonstances.

Le robinet du conduit de communication servirait : 1.° à retenir l'eau dans le réservoir le temps nécessaire à la décantation d'une bonne partie des impuretés qu'elle contiendrait au moment du remplissage ; 2.° à modérer sa première entrée dans la fontaine, chaque fois qu'on aurait cru devoir en vider la cavité inférieure, de façon à ne point agiter l'appareil et à ce que l'on put saisir plus sûrement l'instant de fermer le tuyau d'aérage, en même temps que cette attention préviendrait tout choc contre le robinet de ce tuyau ; 3.° enfin à faire cesser cette communication du moment où le récipient de la fontaine se trouverait empli.

Si l'on voulait cependant recueillir à la fois plus d'eau dépurée que n'en peut contenir le récipient, un dégorgeoir pratiqué à celui-ci en conduirait le trop plein dans des bacs ou citernes que l'on construirait suivant les indications et les besoins.

Je ne crois point me faire illusion quand je me persuade qu'au moyen de certains procédés, de grands réservoirs construits d'après le mode que je propose, pourraient, même indépendamment des fontaines, être d'une grande utilité dans les arts. En effet, servant à la décantation, ne pourraient-ils point également servir à la précipitation de substances dont les filtres ne débarrassent point les eaux? Quelques-unes de ces substances sans doute céderaient à la puissance de réactifs peu dispendieux : il faudrait préalablement s'assurer de la nature des eaux sur lesquelles on opérerait et tenir compte de la densité du liquide, dans les différentes couches du réservoir, comparée à la pesanteur du précipité à obtenir. C'est un service que nous pouvons espérer voir rendre un jour à l'industrie par les chimistes distingués dont s'honore la France. Et si l'on soumettait ensuite au filtre dépurant une eau ainsi débarrassée, n'est-il point des cas qui pourraient l'offrir dans un état de pureté peu différente de celle de l'eau distillée, ayant encore l'avantage d'être aérée.

Je dois maintenant décrire la fontaine pour en faire saisir l'ensemble et les parties : elle serait composée d'une cavité inférieure, d'un support des matériaux du filtre, d'un tuyau d'aérage, des matériaux du filtre et du récipient qui en serait la partie supérieure.

La cavité inférieure n'aurait pas besoin d'être spacieuse ; je la voudrais de la forme à peu-près d'un cône renversé ayant à sa cime une virole garnie d'un robinet dont la clef répondrait au devant de la fontaine et vers le haut par derrière une ouverture garnie d'un cylindre métallique, lequel s'adapterait au conduit du réservoir.

Un support est indispensable pour maintenir les matériaux du filtre au-dessus de la cavité dont je viens de parler ; ce support devrait être en pierre poreuse, ou bien formé d'un tissu métallique serré, (on en diminuerait, s'il en était besoin, les mailles en le battant), attaché sur une claie solide du même métal. Quel qu'il fût, ce support devrait avoir une légère concavité à son centre inférieur et surtout être fixé bien solidement, de manière à ne pouvoir être dérangé par la force de la colonne d'eau dont tout l'effet serait de bas en haut. Il est bien entendu que dans les cas rares où l'on employerait un support métallique, il faudrait le faire en un métal inattaquable par les substances que contiennent le plus ordinairement les eaux des fleuves et celles des sources.

Le tuyau d'aérage passerait au centre du support et s'y attacherait à la partie inférieure de façon à résister à la force de l'eau qui, agissant sur le robinet lorsqu'il serait fermé, tendrait nécessairement à faire remonter ce tuyau : d'où l'utilité de la légère concavité centrale du support, afin de pouvoir l'y river et que la rivure ne put faire obstacle à l'entier déplacement de l'air de la cavité inférieure de la fontaine.

Ce tuyau serait muni d'un robinet à sa partie supérieure ; il suffirait que ce robinet fut élevé de quelques pouces au-dessus du tas de sable ou grès composant l'assise supérieure du filtre ; car devant être fermée du moment où le réservoir aura commencé à alimenter la fontaine, il n'y a point d'inconvénient à ce qu'il soit submergé par l'eau du récipient ; on devra néanmoins, suivant les circonstances et le genre de récipient, lui donner plus ou moins d'élévation.

La portion de la fontaine qui contiendra le filtre ne sera point évasée, mais bien cylindrique, pour que l'eau ait partout une égale épaisseur de matériaux à traverser ; ceux-ci seront pour lors moins susceptibles de se déranger. Ces matériaux consistent essentiellement en charbon de bois, et accessoirement en grès ou sable plus ou moins menu pour maintenir le charbon. Celui-ci pourrait-être assez fortement comprimé lors de l'établissement de la fontaine, d'autant plus que l'eau le traversant de bas en haut ne lui ferait courir aucun risque de tassement. On pourrait encore surmonter le tout d'une pierre poreuse fixe, afin de rendre l'appareil portatif ; dans ce cas il serait bon de ne pas comprimer les matériaux entre les deux pierres poreuses.

C'est dans les parties que je viens de décrire et dans leur disposition que consiste dans le fait toute ma fontaine, car pour le socle et le récipient, leur forme et dimensions sont arbitraires ; il suffit que le premier puisse s'ouvrir par devant pour permettre d'atteindre le robinet de la virole, et que le récipient, pouvant s'adapter au-dessus du filtre, soit extérieurement muni d'un robinet à très-peu d'élévation au-dessus de la couche de sable.

On jugera que le récipient peut affecter toute espèce de forme, même les plus élégantes et les plus sveltes ; il pourra se construire en substances très-fragiles, en porcelaine, même en cristal ; puisqu'il n'éprouvera point, comme les fontaines actuelles, le choc du remplissage.

Ce qui permettra surtout de donner à leur forme une grande légèreté, c'est que le travail essentiel pouvant se renfermer dans le fût d'une colonne tronquée ou dans tel autre piédestal que l'on voudra, le récipient qu'il s'agira d'y adapter, pourra n'avoir, au-dessus de la partie qui s'emboiterait sur l'appareil, qu'une ouverture

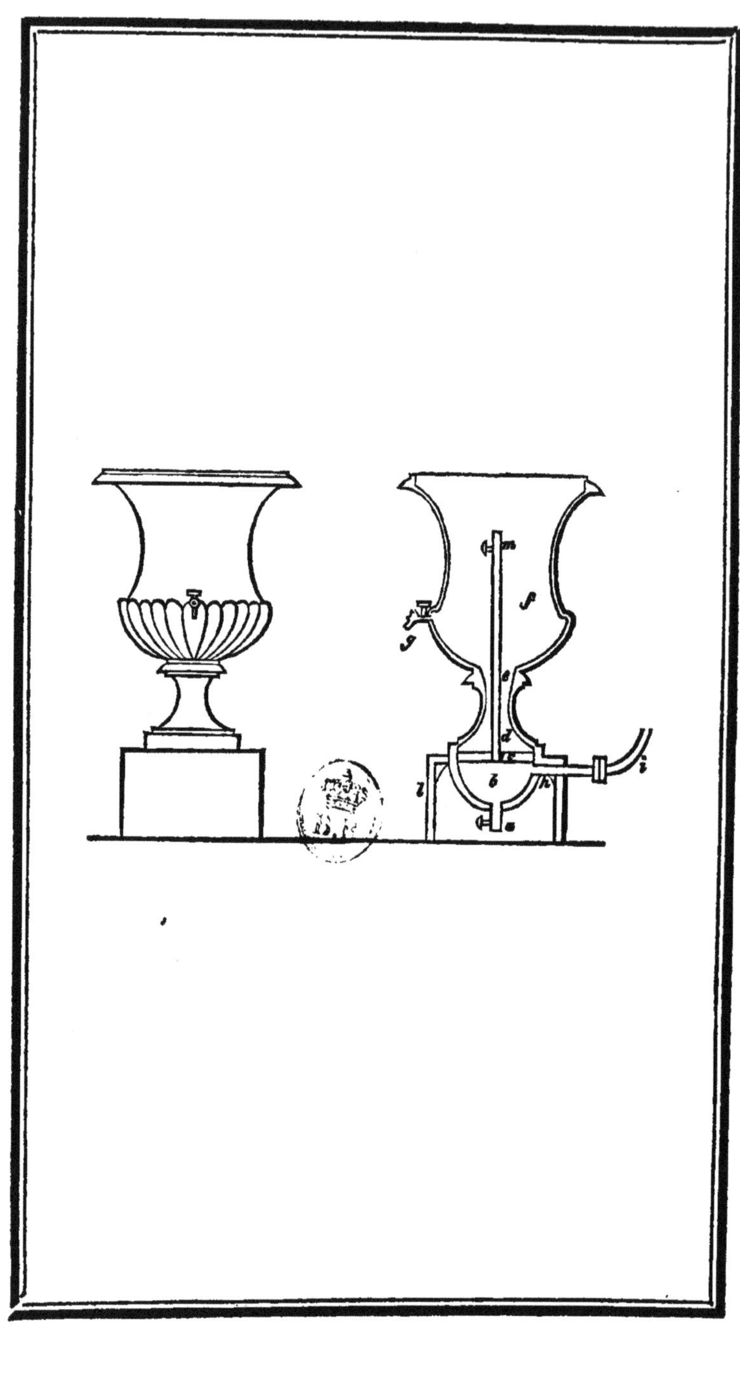
m
f
g
e
d
c
b
l
h
i
n

un peu plus grande que celle nécessaire au passage du tuyau d'aérage.

J'avais joint à mon mémoire une figure qui, bien que peu élégante, devait néanmoins rendre plus clair ce que mon explication avait pu laisser d'obscur, je mets ici un autre dessin que M. Verly, architecte, en a bien voulu faire; si l'emplacement destiné aux matériaux du filtre n'y est point cylindrique, l'on jugera que sa forme rétrécie à la partie la plus haute du charbon, (en quoi le filtre consiste essentiellement,) produirait un effet absolument semblable, puisque l'eau, pour gagner le récipient, doit toute passer par cet endroit et prendre conséquemment la route la plus longue.

EXPLICATION DE LA FIGURE :

a. Virole garnie de son robinet.
b. Cavité inférieure de la fontaine.
c. Support du filtre.
d. Espace occupé par le charbon.
e. Espace occupé par le grès ou sable.
f. Récipient.
g. Robinet du récipient.
h. Cylindre métallique qui s'adapte au conduit du réservoir.
i. Naissance du conduit du réservoir.

l. Côté mobile du socle, pour que l'on puisse atteindre le robinet de la virole.

m. Tuyau d'aérage avec son robinet.

L'on pourra juger par ce simple trait, de combien le volume du récipient pourra l'emporter sur celui de la cavité inférieure ; conséquemment de la différence du produit en eau purifiée que l'on peut extraire d'une seule fois des fontaines nouvelles, comparativement au produit des autres à grandeur égale.

Sans doute bien des localités s'opposeront à l'établissement de pareilles fontaines, l'espace nécessaire au réservoir qu'il serait convenable d'établir dans un lieu séparé, présenterait un premier obstacle ; de sorte que celles actuellement en usage seront toujours d'une grande utilité ; mais cela ne détruit point les avantages physiques de celles que je propose et qui pourront encore, dans un meuble d'un usage très-répandu, favoriser les besoins d'un luxe utile à la classe des artistes.

Peut-être dira-t-on qu'il n'y avait rien de plus facile que d'arriver à ces résultats ? il ne me restera donc que le faible mérite d'y avoir du moins pensé le premier.

ADDITION

A la première partie de mon mémoire, de la désinfection de l'eau dans les puits.

En disant, dans mon mémoire, que cet essai de la désinfection de l'eau dans les puits, était susceptible de nombreuses et importantes améliorations, je me contentai d'indiquer une caisse de bois de chêne, employée pour support du filtre, comme propre à augmenter de beaucoup sa durée. Je pense devoir entrer dans plus d'explications à ce sujet, en indiquant un travail qui, outre la propriété de désinfecter les eaux, apporterait aussi plus de facilité au changement des matériaux du filtre, s'ils devaient être renouvelés.

Mais avant que d'entrer en matière, j'observerai que comme il s'agit de rendre propres à l'usage interne les eaux de puits construits ou à construire dans des localités qui ne fournissent que de mauvaise eau, il faudrait d'abord s'assurer que cette construction ne laissât rien à désirer : car vainement, au moyen du filtre renversé, les eaux du puits seraient-elles désinfectées, si la transudation des parois latérales de ce puits venait y mêler des eaux infectes.

Supposant donc cette construction bien faite, on devrait procéder de la manière suivante:

1.° Creuser quatre pieds environ, au centre du puits, afin de pouvoir établir en cet endroit le filtre dépurant sans rien perdre de la masse primitive du produit en eau ;

2.° Faire construire, dans l'espace creusé, un puits intérieur de deux pieds de diamètre, dont la quatrième partie supérieure serait évasée et s'appuyerait à la maçonnerie du puits principal de façon à faire corps avec elle. On ménagerait dans sa construction un passage à un tuyau de plom qui devrait y être bien luté et qui aboutirait à quelques pouces du fond.

3.° A la rigueur ce tuyau n'aurait pas besoin d'avoir beaucoup plus de hauteur que le niveau des eaux dans le puits, mais il serait plus avantageux qu'il put aboutir à un corps particulier de pompe ;

4.° Une caisse de bois de chêne, ronde ou bien composée de côtés nombreux pour qu'elle se rapprochât de cette forme, et percée de trous de toute part, serait placée, sur du gravier, au fond du puits intérieur dans lequel elle devrait pouvoir entrer aisément. On couvrirait ses bords de morceaux de dalles de pierre lourde, taillés d'un côté sur la courbe du puits, où la caisse entrerait. Ces pierres en même temps qu'elles lesteraient la caisse et la tiendraient submergée, boucheraient l'intervalle qui pourrait rester entre ses bords et les parois du puits intérieur.

5.° Un tonneau découvert, construit également en bois de chêne et entrant facilement dans le même puits serait superposé aux dalles qui maintiendraient la caisse ; il devrait comme elle être percé, mais dans son fond seulement, de trous nombreux. On l'emplirait de charbon de bois, entier pour le dessous, et plus ou moins écrasé pour celui de dessus ; l'on introduirait de ce même charbon pilé dans l'intervalle restant entre le tonneau et les côtés du puits interne, en ayant soin de le tasser. Il est évident que la coupe des dalles de pierre empêcherait que le charbon n'obstruât les côtés de la caisse et ne nuisit au service que l'on doit attendre du tuyau qui prend naissance dans la cavité qui contiendrait cette même caisse.

6.° On garnirait en outre, le dessus même du tonneau et ses accôtemens de quelques pouces de charbon écrasé et l'on tasserait le tout.

7.° Sur ce charbon seraient ensuite placés des débris de pierre meulière entremêlés de grès écrasé ou de sable, dont l'assise s'éleverait jusqu'au haut du puits intérieur.

8.° C'est dans l'eau qui dépasserait ces diverses couches que plongerait le véritable tuyau de la pompe qui dès-lors ne pourrait amener que de très-bonne eau.

L'on peut juger que par ces dispositions, non-seulement la vase aurait de l'espace pour s'accumuler avant de pouvoir obstruer le filtre, mais qu'il serait même possible, j'oserais dire facile, d'empêcher ou du moins de retarder beaucoup cette accumulation.

Durant l'opération de l'établissement du filtre, on devrait faire agir le piston adapté au tuyau du puits intérieur, afin de n'être point entravé par les eaux ; et plus tard l'action de cette pompe vidant l'eau vaseuse de dessous le filtre, forcerait en outre l'eau déjà dépurée à refiltrer de haut en bas, ce qui nettoyerait l'appareil s'il se trouvait détérioré.

En admettant que le filtre pourrait être assez infecté pour ne pouvoir être nettoyé par cette opération, du moins servirait-elle toujours à l'épuisement complet de l'eau du puits ; objet très-important pour opérer le remplacement des matériaux hors de service.

Si donc ce tuyau se terminait dans l'intérieur du puits, bien que de plusieurs pieds au-dessus du niveau de l'eau, il faudrait qu'il fut parfaite-

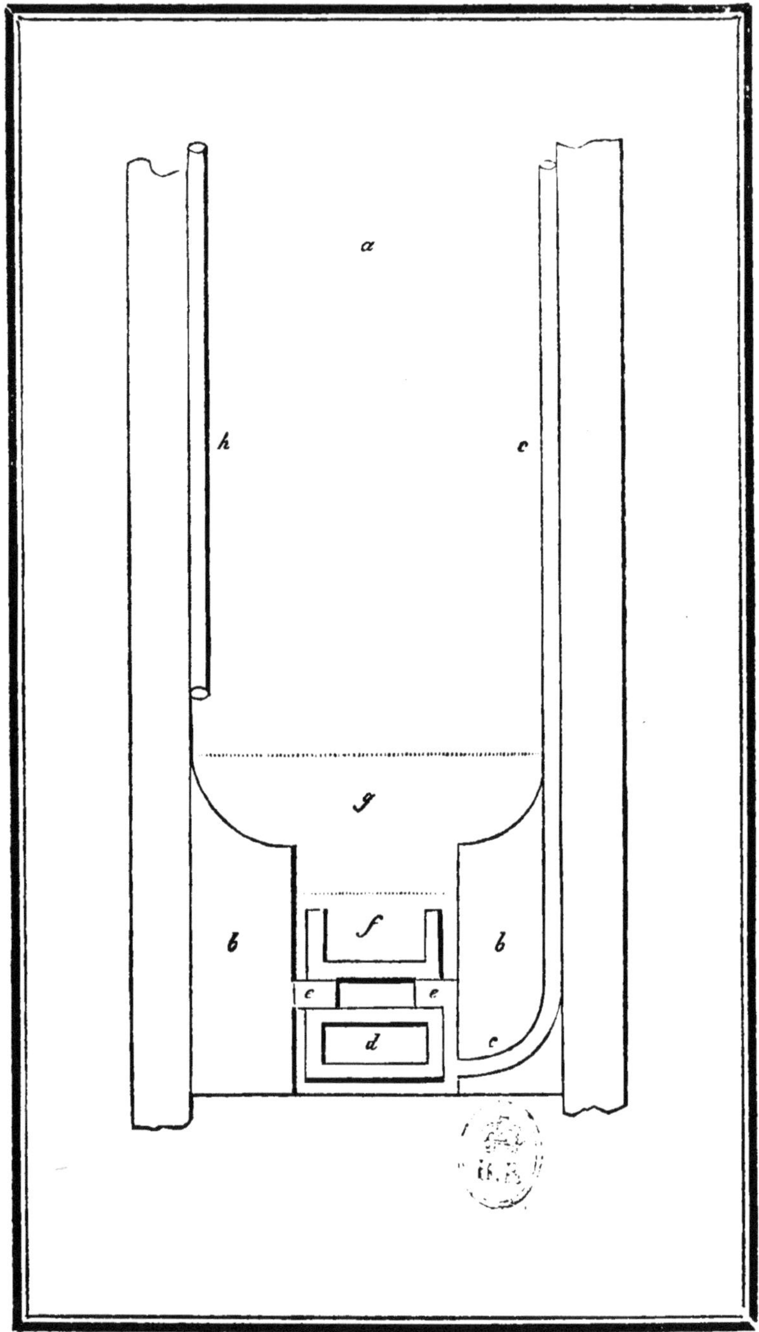
a
h
c
g
f
b
b
e
e
d
c

ment bouché pour ne point communiquer d'odeur à l'eau dépurée ; et l'on devrait le déboucher et y adapter une allonge lorsqu'il s'agirait d'opérer l'épuisement du puits, ou seulement de nettoyer cette partie.

Il serait bon que la caisse et le tonneau ne fussent point garnis de fer, mais plutôt construits à mortaises et chevillés ; ils auraient l'une et l'autre un pied de hauteur, l'épaisseur du bois comprise.

Je joins à ma description un dessin de la coupe du puits pour montrer le travail du filtre et la construction du puits intérieur.

a. Puits principal.

b. Maçonnerie du puits intérieur.

c. Tuyau communiquant au-dessous du filtre.

d. Caisse servant de support au filtre.

e. Dalles qui maintiennent la caisse.

f. Tonneau et espace contenant le charbon.

g. Espace pour la pierre meulière et le sable ou grès.

h. Véritable tuyau de la pompe.

M. Verly, architecte distingué de Lille, a fait exécuter complettement un pareil travail dans une maison située rue Royale en cette ville ; le succès a parfaitement répondu à l'attente, et le puits qui, bien que d'une construction soignée, ne donnait que de mauvaise eau, en fournit actuellement de toute excellence.

Dans tout ce qui touche à l'économie domestique on peut craindre de se laisser éblouir par des théories trop souvent séduisantes ; les résultats positifs de l'expérience doivent faire taire toutes les craintes.

LILLE. — IMPRIMERIE DE BLOCQUEL.

www.ingramcontent.com/pod-product-compliance
Ingram Content Group UK Ltd.
Pitfield, Milton Keynes, MK11 3LW, UK
UKHW020223180726
13838UKWH00005B/2152